Trizah Tracey John
Nimrod Mwang'ombe
Patrick Akuku

Diretrizes para Diagnóstico Precoce de Tumores Cerebral Infantis no Quênia

Trizah Tracey John
Nimrod Mwang'ombe
Patrick Akuku

Diretrizes para Diagnóstico Precoce de Tumores Cerebral Infantis no Quênia

ScienciaScripts

This book is a translation from the original published under ISBN 978-620-3-85589-0.

Publisher:
Sciencia Scripts
is a trademark of
Dodo Books Indian Ocean Ltd. and OmniScriptum S.R.L publishing group

120 High Road, East Finchley, London, N2 9ED, United Kingdom
Str. Armeneasca 28/1, office 1, Chisinau MD-2012, Republic of Moldova, Europe
Managing Directors: Ieva Konstantinova, Victoria Ursu
info@omniscriptum.com

Printed at: see last page
ISBN: 978-620-3-68327-1

AGRADECIMENTOS

Agradecimentos especiais ao Deus Todo-Poderoso pelo apoio durante o estudo. Gostaria de agradecer aos meus supervisores; ao Professor N.J.M M Mwang'ombe e ao Dr. P. O Akuku pela sua orientação durante o período de estudo. Agradecimento sincero a todos os consultores que participaram no processo Delphi. O meu apreço ao estaticista Sr. W. Ayieko. Finalmente, agradeço a todos os pais/guardiões e pacientes que participaram no estudo.

DEDICAÇÃO

Gostaria de dedicar este trabalho aos meus pais que sempre apoiaram os meus esforços.

CONTEÚDO

LISTA DE ABREVIATURAS

............Tumores cerebrais do CBTChildhood

CTComputed   Tomography

GBMGlioblastoma   Multiforme

............Hospital Nacional KNHKenyatta

MOHMinistério   da Saúde

............Imagem de Ressonância Magnética MRIMagnética

PSIPre-diagnóstico   Intervalo Sintomático

UONUniversidade   de Nairobi

PNETPrimitivo   Tumor Neuro-Ectodérmico

SEGA ....Sub-Ependymal Astrocitoma de Célula Gigante

DEFINIÇÕES OPERACIONAIS

Tumor cerebral na infância: neoplasias intracranianas primárias que ocorrem entre os 0-12 anos de idade.

Intervalo pré-sintomático: período de tempo entre o início dos sintomas e o diagnóstico da doença.

Directrizes clínicas: declarações desenvolvidas sistematicamente que apoiam os profissionais de saúde e os pacientes na tomada de decisões relativas à gestão adequada de condições específicas com o objectivo de melhorar a qualidade dos cuidados de saúde

Processo Delphi: um método estruturado utilizado como meio de desenvolver um consenso entre indivíduos. O processo envolve uma série de questionários sequenciais intercalados por feedback controlado que avalia o grau de concordância e resolve o desacordo entre um grupo de peritos.

ABSTRACT

Antecedentes - Os tumores do *cérebro* são os segundos tumores mais comuns após a leucemia e os tumores sólidos mais comuns nas crianças. Os tumores cerebrais infantis (TCC) são a causa mais comum de mortes relacionadas com o cancro em crianças e adolescentes.

O diagnóstico atrasado é uma ocorrência comum que está associada ao aumento da morbilidade e mortalidade.

O desenvolvimento de directrizes ajudará no diagnóstico precoce e na gestão de tumores cerebrais infantis no Quénia e na África Subsaariana e proporcionará melhores resultados.

Objectivo

Desenvolver directrizes clínicas para o diagnóstico precoce de tumores cerebrais infantis no Hospital Nacional Kenyatta.

Metodologia

Primeiro, foi feito um estudo transversal sobre tumores cerebrais infantis no KNH para rever o padrão de apresentação, PSI e estabelecer razões para o diagnóstico tardio.

A amostra incluiu todos os pacientes entre 0-12 anos que apresentaram tumores cerebrais infantis no KNH durante o período de estudo de sete meses e que preenchem os critérios de inclusão. Foi obtido um consentimento informado do prestador de cuidados e um parecer favorável para os pacientes entre os 7-12 anos de idade.

Foi utilizado um questionário para recolher os dados necessários através de uma entrevista (sintomas de CBT, PSI e razões para diagnóstico tardio) e exame físico do paciente (sinais neurológicos de CBT) Os registos médicos (ficheiro, imagens e resultados laboratoriais) também foram revistos e os resultados registados (tipo e localização do tumor)

Em segundo lugar, o inquérito Delphi. Os resultados do estudo transversal foram utilizados para formular declarações para o Questionário Delphi. O questionário foi apresentado a Neurocirurgiões e Paeditricianos da UoN e KNH. Os membros classificaram a sua concordância com cada declaração utilizando a escala Likert.

O feedback foi analisado e as classificações para cada declaração foram coligidas. As declarações que atingiram o nível de consenso (igual ou superior a 80% da pontuação dos inquiridos de 7-9) foram aceites. As declarações que chegaram a consenso foram delineadas no documento de orientação final. As declarações que não chegaram a consenso foram eliminadas.

Gestão de dados e resultados

Os questionários foram codificados e os dados introduzidos numa base de dados protegida por palavra-passe. Os dados foram analisados utilizando o Pacote Estatístico para as Ciências Sociais (SPSS) através da utilização de estatísticas descritivas (média, mediana). Foram utilizados gráficos de barras, tabelas e gráficos de tartes para apresentação dos resultados

Resultados

Sessenta e uma crianças com tumor cerebral entre os 0-12 anos de idade que preenchiam os critérios de inclusão para o estudo transversal. Foi registado um total de 25 sinais e sintomas. Os sinais e sintomas mais comuns foram: dores de cabeça (75,4%), náuseas/vómitos (70,5%), letargia e dificuldades escolares (39,3%) e fraqueza motora focal (32,8%). O PSI variou entre uma semana e 3 anos com um PSI médio de 3 meses e um PSI médio de 7,7 +/- 9,6 meses.

A razão predominante para o atraso no diagnóstico foi a falta de especialização do trabalhador de saúde (59%) seguida de falta de sensibilização por parte dos pais/responsáveis (8,2%)

Resultados da Delphi: 18 (72%) das declarações alcançaram consenso

7

enquanto 7 (28%) não atingiram o limiar do consenso e foram eliminadas. As 18 declarações formaram a linha de orientação final

Conclusão

Os resultados delinearam a apresentação variada do CBT com dores de cabeça como a mais comum (75,4%) na KNH.

O estudo demonstrou claramente o diagnóstico tardio de tumores cerebrais em crianças no KNH. (PSI médio de 3 meses e uma média de 7,7 +/- 9,6 meses).

A principal razão para o diagnóstico atrasado (PSI prolongado) foi a falta de especialização por parte do trabalhador da saúde (59%).

Por conseguinte, a directriz ajudará o trabalhador da saúde principalmente fornecendo o padrão de apresentação variado da TBC, bem como recomendações de imagem para crianças com tumores cerebrais.

CAPÍTULO 1:

INTRODUÇÃO

O tumor cerebral infantil (CBT) é utilizado para descrever todas as neoplasias intracranianas primárias que ocorrem entre os 0 e 12 anos de idade, e compreende 15-20% de todos os tumores cerebrais. Os tumores cerebrais são os segundos tumores mais comuns em crianças, após a leucemia, e os tumores sólidos mais comuns em crianças. Aproximadamente 1500-2000 crianças desenvolvem anualmente tumores cerebrais nos EUA (1). A gestão da TCC continua a ser um grande desafio para os clínicos (2). A taxa de sobrevivência global de crianças com tumor cerebral é de 6070%. A CBT é a causa mais comum de mortes relacionadas com o cancro.

O intervalo pré-diagnóstico dos sintomas (PSI) de uma doença é definido como o período de tempo entre o aparecimento dos sintomas e o diagnóstico. O intervalo médio dos sintomas em crianças com tumores do sistema nervoso central (SNC) relatados em estudos publicados ao longo de 15 anos varia de 1,8 a 9,8 meses e uma mediana de 1 a 3 meses (3-16).Apesar dos avanços na neuroimagem, o diagnóstico atempado da TCC continua a ser difícil. Isto deve-se principalmente à apresentação variada e à percepção da raridade da TCC. A CBT apresenta-se inicialmente como outras doenças comuns mas menos graves. Isto leva a um diagnóstico tardio que está associado ao aumento da morbilidade, mortalidade e angústia psicológica. O diagnóstico atrasado também tem sido associado a uma menor confiança no sistema de cuidados de saúde por parte dos requerentes de cuidados de saúde. O reconhecimento de que certas combinações de sintomas e sinais indicam uma lesão cerebral focal é crucial para o diagnóstico de muitos TBC.

O diagnóstico precoce da TBC é um objectivo fundamental para permitir um tratamento atempado quando a doença ainda se encontra na sua fase inicial. As causas do diagnóstico tardio podem ser agrupadas em três categorias que incluem; factores relacionados com o paciente e/ou o prestador de cuidados, causas relacionadas com os profissionais de saúde, e factores relacionados com o sistema de cuidados de saúde.

O aumento da consciência da variável e sintomatologia complexa que ocorre com a TCC poderia ajudar no diagnóstico do tumor e reduzir o intervalo prolongado dos sintomas. Isto pode ser conseguido através do desenvolvimento de directrizes clínicas para a identificação e encaminhamento de crianças que têm um tumor cerebral.

O Kenyatta National Hospital é o maior hospital do Quénia, com uma capacidade de camas de aproximadamente 2000 camas. O KNH acolhe a maior unidade de Neurocirurgia do Quénia. O hospital recebe pacientes de todas as partes do país.

CAPÍTULO 2:

OBJECTIVOS

O objectivo geral do estudo era desenvolver directrizes para ajudar no diagnóstico precoce de tumores cerebrais infantis. Os objectivos específicos incluíam: determinar o padrão de sinais e sintomas da TCC, determinar o intervalo sintomático pré-diagnóstico da TCC, estabelecer as razões para o diagnóstico tardio da TCC e determinar a especificidade dos sintomas e sinais da TCC.

CAPÍTULO 3:

METODOLOGIA

3.1 Materiais e Métodos

a) Método de estudo transversal

Primeiro, um estudo transversal realizado no Hospital Nacional Kenyatta nas seguintes unidades que acolhem doentes com tumores cerebrais infantis; clínicas neurocirúrgicas, enfermaria neurocirúrgica 4c, enfermarias pediátricas e áreas neurocirúrgicas de acidente e emergência. A população do estudo era composta por todos os pacientes entre 0-12 anos que apresentavam tumores cerebrais infantis no KNH e preenchiam os critérios de inclusão.

Os critérios de inclusão incluíam pacientes entre os 0-12 anos de idade com um tumor cerebral confirmado radiologicamente com TAC e ou RM do cérebro e ou histologicamente, e que consentiram e aqueles cujos cuidadores também deram o seu consentimento informado. Foram excluídos os que não deram o seu consentimento e os pacientes com tumor cerebral que não tinham registo de diagnóstico radiológico e ou histológico. Uma amostragem consecutiva não aleatória foi utilizada para seleccionar os pacientes até se obter o tamanho de amostra desejado de 61. A CBT constitui 15-20% de todos os tumores cerebrais, e utilizando a fórmula de Fisher com uma prevalência de 20% (10), uma margem de erro de 10%, foi necessário um número mínimo de 61 pacientes. O período de estudo foi de 7 meses, com os anos 2016-2017.

Foi utilizado um questionário para recolher os dados necessários através de uma entrevista e exame físico do paciente. Os dados recolhidos incluíam as características demográficas dos pacientes, bem como os seus dados clínicos. Os dados clínicos foram obtidos do paciente e/ou do prestador de cuidados de saúde que foi entrevistado sobre a sintomatologia, a duração dos sintomas e sinais da doença antes do diagnóstico e as razões do atraso no diagnóstico. Realizou-se um exame neurológico para obter os sinais da doença. As imagens radiológicas, o ficheiro do doente e/ou os resultados histológicos foram revistos e o tipo e localização do tumor foram registados no questionário. Os questionários preenchidos foram submetidos ao estatístico para análise.

Os questionários foram codificados e os dados introduzidos numa base de dados protegida por palavra-passe. Os dados foram analisados utilizando o pacote estatístico para cientistas sociais (SPSS). A análise foi feita e os resultados apresentados com o uso de estatísticas descritivas.

b) Delphi survey- Método de consenso profissional

Isto foi feito para fornecer conhecimentos profissionais através de um consenso profissional para a fase final de desenvolvimento das linhas de orientação. A perícia ajudou a determinar a especificidade dos sintomas e sinais associados a tumores cerebrais infantis e a aconselhar sobre indicações apropriadas para a imagiologia.

Os resultados do estudo transversal foram utilizados para formular um Questionário Delphi. O padrão de apresentação do CBT obteve uma série de afirmações informadas. O questionário foi apresentado a Neurocirurgiões e Pediatras da UoN e KNH. O objectivo do estudo foi explicado pelo investigador principal. Aqueles que concordaram em participar, preencheram e devolveram o questionário. Os membros classificaram a sua concordância com cada declaração utilizando a escala Likert.

O feedback foi analisado pelo estaticista. As classificações para cada declaração foram coligidas. As declarações que atingiram o nível de consenso (pontuação igual ou superior a 80% de 7-9) foram aceites. As declarações que chegaram a consenso foram delineadas no documento de orientação final. As declarações que não chegaram a consenso foram eliminadas.

.

13

3.2 Limitações do estudo

A informação fornecida durante a entrevista dependia da percepção da doença por parte do paciente e dos prestadores de cuidados.

3.3 Consideração ética

O Comité de Ética na Investigação Institucional (IREC) da KNH/UON deu a sua aprovação antes do início do estudo.

O objectivo do estudo foi totalmente explicado aos participantes/parentes/guardiões antes de assinar um consentimento escrito informado e formulários de consentimento (7-12 anos).

Os dados obtidos foram protegidos utilizando uma palavra-passe enquanto a cópia impressa foi guardada num cacifo seguro. Os dados eram acessíveis ao principal investigador e estatístico.

CAPÍTULO 4:

RESULTADOS DA INVESTIGAÇÃO

4.1 Introdução

Os resultados do estudo são apresentados neste capítulo. O objectivo geral do estudo era desenvolver directrizes clínicas para o diagnóstico precoce de tumores cerebrais infantis no Hospital Nacional Kenyatta. Foram seleccionados para o estudo 61 pacientes entre 0 - 12 anos que apresentavam tumores cerebrais infantis no KNH entre Setembro de 2016 e Junho de 2017 e que preenchiam os critérios de inclusão. Foi obtido um consentimento informado do prestador de cuidados, bem como um consentimento dos pacientes entre os 7-12 anos de idade.

4.2 Informação Demográfica

A distribuição demográfica dos pacientes é a indicada na Tabela 1.

Quadro 1: Informação Demográfica dos Pacientes

	Frequência n (%)
Idade	
<2 anos	7 (11.5)
>2 anos	54 (88.5)
Género	
Homem	38 (62.3)
Feminino	23 (37.7)

Durante o período do estudo, um total de 61 pacientes apresentaram tumores cerebrais infantis no Hospital Nacional Kenyatta, dos quais 38 (62,3%) eram do sexo masculino enquanto 23 (37,7%) eram do sexo feminino,

15

com uma proporção de 1,7:1 entre homens e mulheres. A idade dos doentes variou entre 1 mês e 12 anos com uma média de idade de 8,2 anos. A idade média era de 7,3 ± 3,6 anos.

4.3 Dados Clínicos dos Pacientes:

Quadro 2: LPE geral dos pacientes

	Frequência n (%)
Intervalo Sintomático Pré-Diagnóstico (PSI)	
<1 mês	11 (18.0)
>1 mês	50 (82.0)
Total	**61 (100.0)**

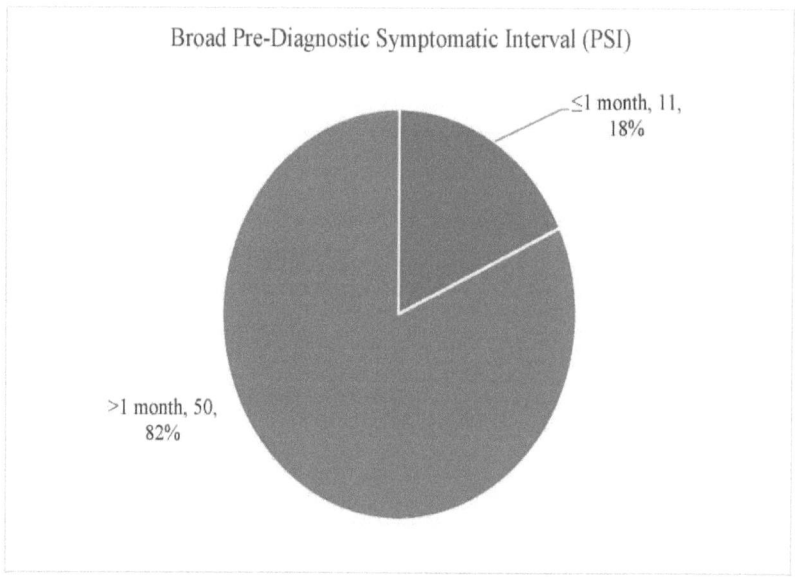

Figura 1: Intervalo Sintomático Amplo Pré-Diagnóstico

16

Tabela 3: Intervalo Sintomático Pré-Diagnóstico

Meses	Frequência n (%)
.2	2(3.3)
.5	8(13.1)
.7	1(1.6)
1.0	9(14.8)
1.5	1(1.6)
2.0	9(14.8)
3.0	5 (8.2)
4.0	3 (4.9)
5.0	1(1.6)
6.0	1(1.6)
7.0	1(1.6)
8.0	2(3.3)
11.0	1(1.6)
12.0	4 (6.6)
16.0	1(1.6)
18.0	2(3.3)
19.0	1(1.6)
24.0	6 (9.8)
28.0	1(1.6)
36.0	2(3.3)
Total	**61 (100.0)**

O Intervalo Sintomático Pré-Diagnóstico

O Intervalo Sintomático Pré-Diagnóstico (PSI) variou entre 1 semana e 3 anos, com um PSI mediano de 3 meses. O PSI médio foi de 7,7 ± 9,6 meses. Onze (18%) dos pacientes tinham um PSI inferior a um mês enquanto 50(82%) tinham um PSI superior a um mês.

17

Tabela 4: Factores para o diagnóstico tardio

	Frequência n (%)
Não aplicável	12 (19.7)
Falta de especialização(factor profissional de saúde)	36 (59.0)
Falta de sensibilização (factores paciente/guardião)	5 (8.2)
Falta de financiamento e perícia	2 (3.3)
Falta de financiamento (factores paciente/guardião)	1 (1.6)
Falta de conhecimento e de perícia	4 (6.6)
Falta de perícia, sensibilização e tomografia computorizada (factor do sistema de saúde)	1 (1.6)
Total	**61 (100.0)**

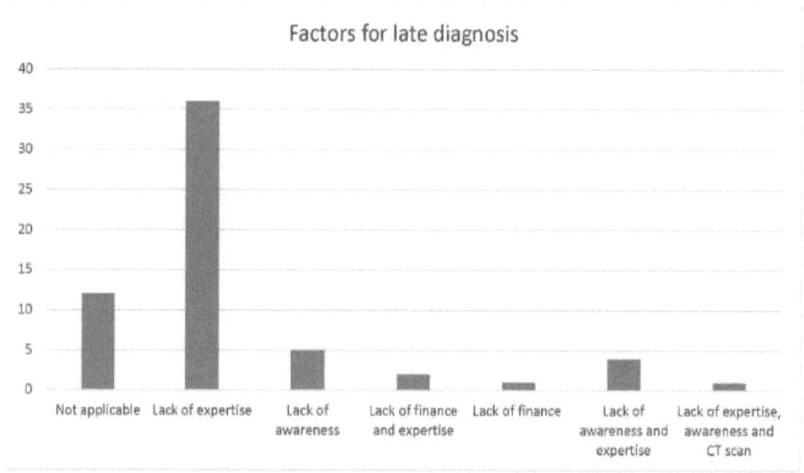

Figura 2: Factores de diagnóstico tardio

18

Factores de diagnóstico tardio

Sobre os factores de diagnóstico tardio, o estudo descobriu que 36 (59%) pacientes com diagnóstico tardio se deviam à falta de conhecimentos por parte do profissional de saúde, 12 (19,7%) pacientes não apresentaram uma razão, uma vez que sentiram que o diagnóstico era oportuno, 5 (8,2%) pacientes que responderam 19não tinham conhecimento da doença, 4 (6,6%) pacientes que não tinham conhecimento e conhecimentos profissionais, 2 (3,3%) pacientes que não tinham conhecimentos financeiros e profissionais. Um (1,6%) doente careceu de financiamento e outro 1 (1,6%) doente careceu de sensibilização, perícia profissional e disponibilidade de tomografia computorizada.

Quadro 5: Lista de Sinais e Sintomas

Lista de sinais e sintomas	Frequência n (%)
Dor de cabeça	46 (75.4)
Náuseas e vómitos	43 (70.5)
Fraqueza motora focal	20 (32.8)
Letargia e dificuldades escolares	24 (39.3)
Andamento anormal	18 (29.5)
Apreensões	17 (27.9)
Redução da acuidade visual	16 (26.2)
Alteração ou perda de consciência	11 (18.0)
Coordenação anormal	10 (16.4)
Paralisia do nervo craniano	10 (16.4)
Nistagmo/Outros movimentos oculares anormais	5 (8.2)
Caligrafia anómala	4 (6.6)
Diplopia	4 (6.6)
Endocrina e anomalias de crescimento	4 (6.6)
Tom anormal	3 (4.9)
Squint	3 (4.9)
Papilloedema	3 (4.9)
Atrofia óptica	3 (4.9)
Discurso anormal	2 (3.3)
Exophthalmia	2(3.3)
Reflexos anormais	1 (1.6)
Redução dos campos visuais	1 (1.6)
Dor ocular	1 (1.6)
Alunos desiguais	1 (1.6)
Pôr-do-sol	111.6)

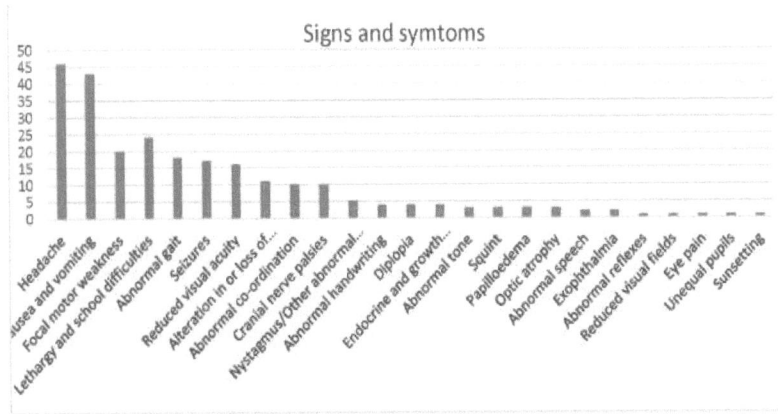

Figura 3: Sinais e sintomas

Sinais e Sintomas

O estudo identificou 25 sinais e sintomas. Os dois primeiros sinais e sintomas foram dores de cabeça de 46 (75,4%) doentes, seguidos de náuseas e vómitos de 43 (70,5%) doentes. Os outros sinais e sintomas predominantes expostos foram letargia e dificuldades escolares de 24 (39,3%) doentes, fraqueza motora focal de 20 (32,8%) doentes, marcha anormal de 18 (29,5%) doentes, convulsões de 17 (27,9) doentes e redução da acuidade visual de 16 (26,2%) doentes. Outros sinais e sintomas foram alteração ou perda de consciência 11 (18%), coordenação anormal e paralisia do nervo craniano 10 (16,4%) pacientes cada, nistagmo 5 (8,2%) pacientes, caligrafia anormal, diplopia, anomalias endócrinas e de crescimento 4 (6.6%) doentes cada, tom anormal, tónus anormal, squint, papiledema, e atrofia óptica 3 (4,9%) doentes cada, fala anormal e exoftalmia 2 (3,3%) doentes cada, enquanto os reflexos anormais, campos visuais reduzidos, dor ocular, pupilas desiguais e olhos ao pôr-do-sol tinham 1 (1,6%) doentes cada.

21

Quadro 6: Localização de Tumor	
Localização do tumor	**Frequência n (%)**
Fossa Posterior	21 (34.4)
Fossa hipofisária	17 (27.9)
Supratentenário hemisférico	11 (18.0)
Tálamo	4 (6.6)
Tumores de tronco encefálico	3 (4.9)
Glândula pineal	1 (1.6)
Terceiro ventrículo	1 (1.6)
Tectum	1(1.6)
Gânglios basais	1 (1.6)
Caminho óptico	1 (1.6)
Total	**61 (100.0)**

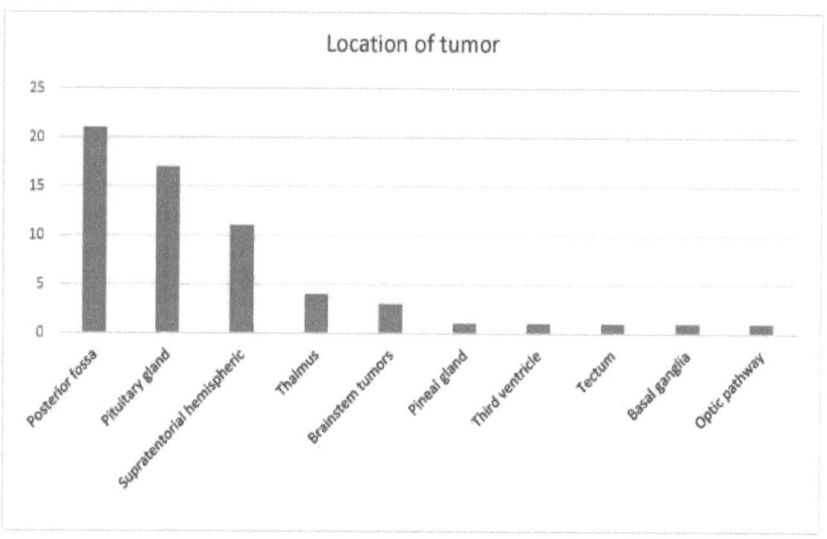

Figura 4: Localização do Tumor

Sobre a distribuição da localização do tumor, o estudo descobriu que 21 (34,4%) dos tumores eram da fossa posterior, 17 (27,9%) eram da fossa pituitária, 11 (18,0%) eram do hemisfério supratentorial, 4 (6,6%) eram do tálamo, 3 (4,9%) eram de tronco cerebral enquanto que a glândula pineal, terceiro ventrículo, tectum, gânglios basais e os tumores da via óptica eram cada um 1 (1,6%).

Quadro 7: Tipo de Tumor

Tipo de Tumor	Frequência n (%)
Craniofaringioma	17 (27.9)
Medulloblastoma	10(16.4)
Astrocitoma pilocítico	10 (16.4)
PNET	6 (9.8)
Ependymona	4 (6.6)
glioma do tronco encefálico	2 (3.3)
GBM	2(3.3)
Meningioma	2(3.3)
glioma talâmico	2 (3.3)
Papiloma do plexo coróide	1 (1.6)
Cisto coloidal	1 (1.6)
glioma óptico	1 (1.6)
Tumor da glândula pineal	1 (1.6)
SEGA	1(1.6)
glioma tectal	1 (1.6)
Total	**61 (100.0)**

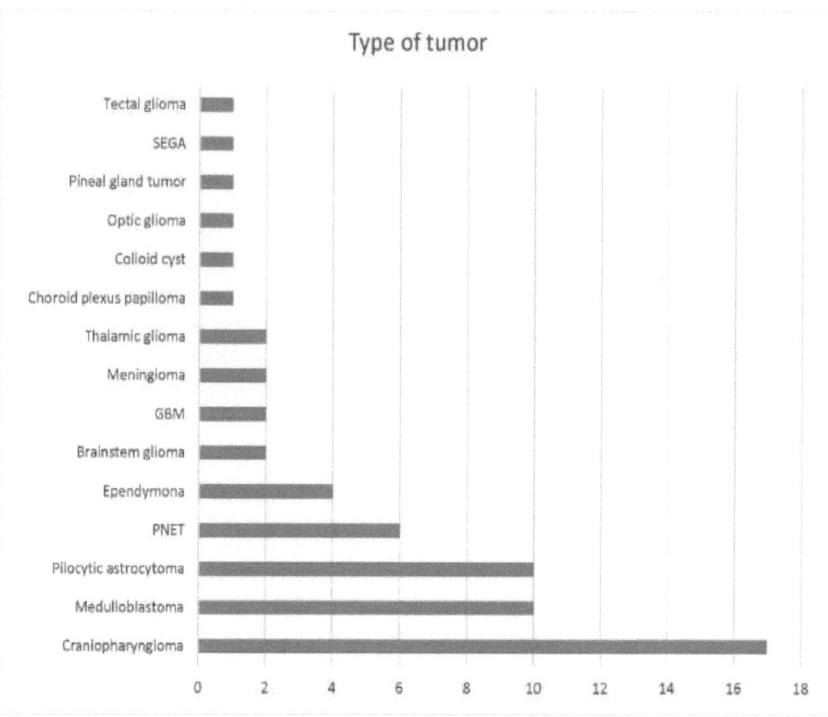

Figura 5: Tipo de Tumor

O tipo de tumor mais prevalente foi o craniofaringioma de 17 (27,9%) dos doentes, seguido do medulloblastoma e do astrocitoma pilocítico que tinha 10 (16,4%) doentes cada, PNET de 6 (9,8%) doentes, ependymona de 4 (6,6%) doentes. O glioma de tronco cerebral, GBM, meningioma e glioma talâmico tiveram 2 (3,3%) pacientes cada, enquanto o plexo coróide papiloma, colloidcitoma, opticglioma, glândula pineal, SEGA e glioma tectal tiveram 1 (1,6%) paciente cada.

4.4 Resultados do Inquérito Delphi

Um total de 25 declarações derivadas dos resultados da parte transversal do estudo foi formulado no questionário Delphi. O questionário foi emitido a 11 Consultores (Neurocirurgiões e Pediatras). Nove (81,8%) Consultores preencheram e devolveram o questionário. O nível de concordância com as declarações foi classificado utilizando a Escala Likert com a pontuação mínima de 0 e a pontuação mais alta de concordância com 10.

1. Os sintomas iniciais de um tumor cerebral podem assemelhar-se a sintomas que ocorrem com outras condições infantis mais comuns e menos graves. Todos os 9 (100%) inquiridos pontuaram entre 7-9. O consenso foi alcançado.

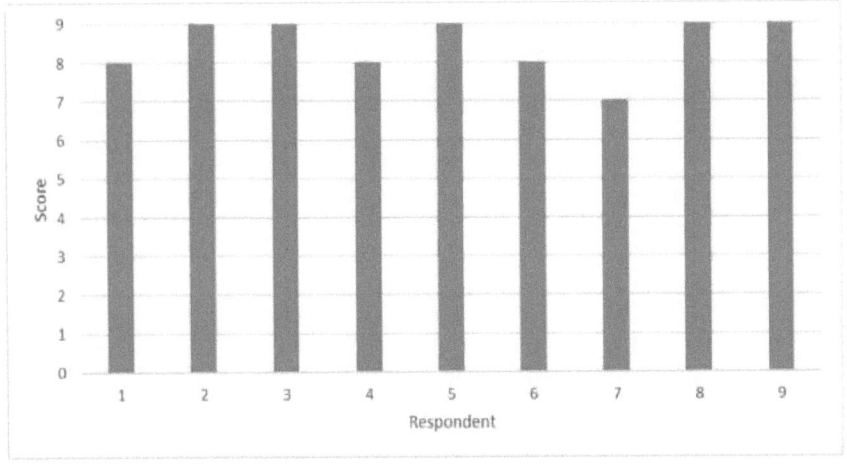

Figura 6: Parecença de Sintomas

2. Os sintomas que ocorrem com tumores cerebrais podem flutuar em gravidade. Oito (88,9%) inquiridos pontuaram entre 7-9 enquanto 1 (11,1%) inquirido pontuou entre 0-6.

O consenso foi alcançado.

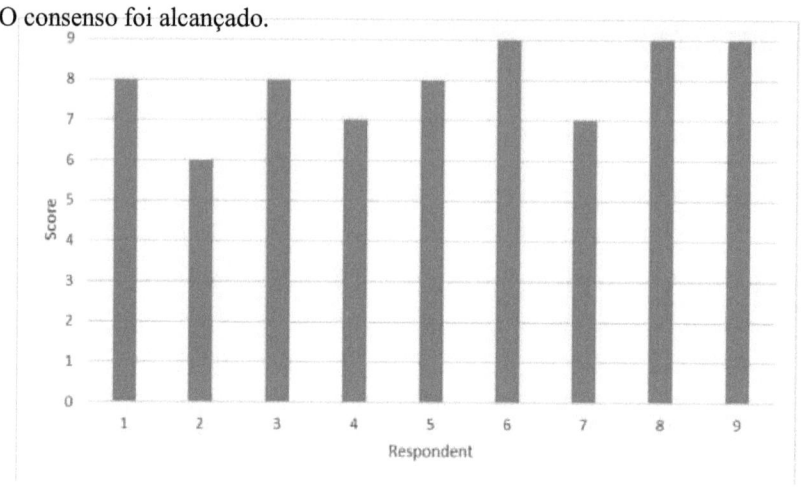

Figura 7: Flutuação dos Sintomas

3. A ausência de anomalias neurológicas não exclui um tumor cerebral. 8 (88,9%) inquiridos obtiveram uma pontuação entre 7-9 enquanto 1 (11,1%) inquirido obteve uma pontuação entre 0-6.

O consenso foi alcançado.

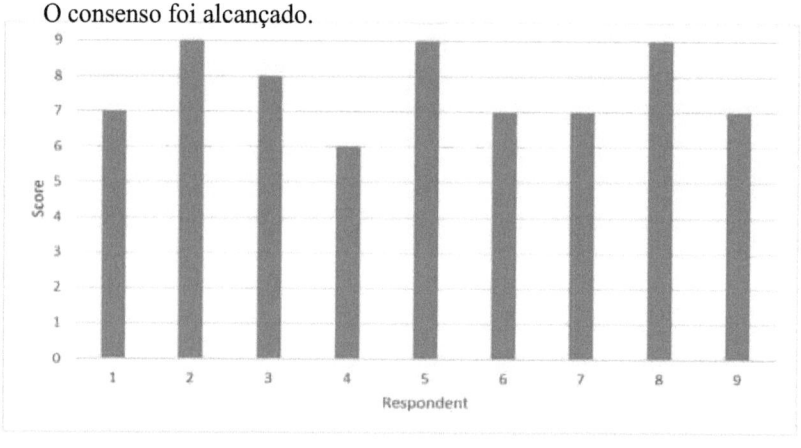

Figura 8: Ausência de Anormalidades Neurológicas

26

4. Crianças com 3 anos de idade ou menos com um tumor cerebral podem apresentar-se de forma diferente das crianças mais velhas. 8 (88,9%) inquiridos tiveram uma pontuação entre 7-9 enquanto 1 (11,1%) inquirido teve uma pontuação entre 0-6. O consenso foi alcançado.

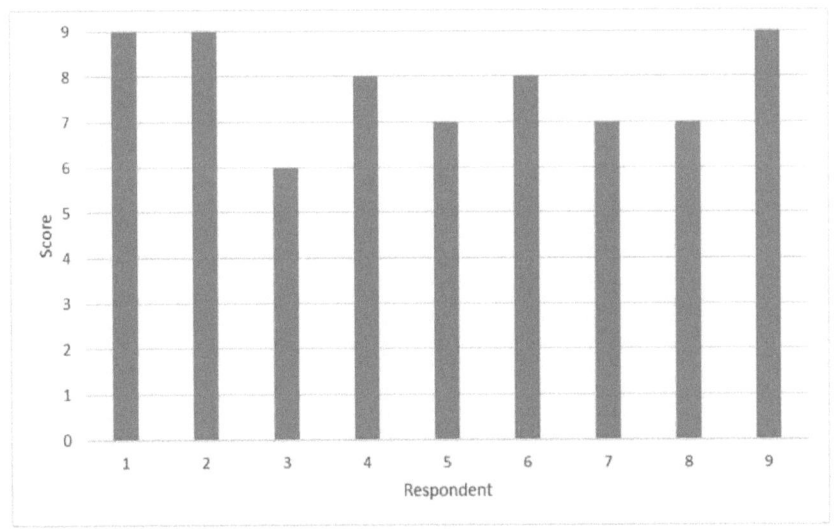

Figura 9: Sintomas em diferentes grupos etários

5. Uma criança sintomática com um tumor cerebral terá um ou mais dos seguintes sintomas e/ou sinais

- Dor de cabeça

- Náuseas e vómitos

- Anomalias motoras focais

- Visão anormal, movimentos oculares e resultados de fundoscopia

- Consciência alterada

- Andamento anormal e coordenação

- Apreensões

- Comportamento anormal incluindo letargia

- Crescimento anormal

Todos os 9 (100%) inquiridos pontuaram entre 7-9. O consenso foi alcançado.

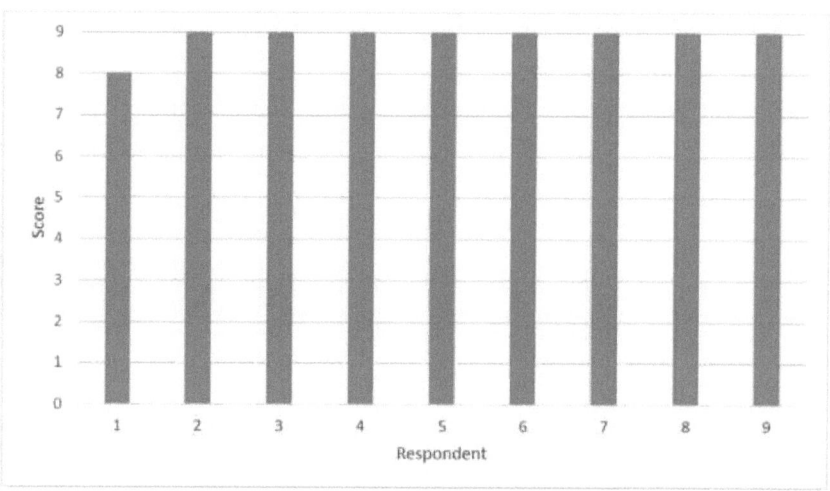

Figura 10: Sintomatologia de um tumor cerebral

6. Uma criança que apresente qualquer um dos sintomas e sinais enumerados no ponto 5 acima requer o seguinte

- Um historial detalhado incluindo um inquérito específico para os sintomas associados

- Uma avaliação neurológica completa

- Avaliação da altura, peso e circunferência da cabeça de uma criança com < 2 anos

28

- Avaliação da fase de desenvolvimento de uma criança < 5 anos

Todos os 9 (100%) inquiridos pontuaram entre 7-9. O consenso foi alcançado.

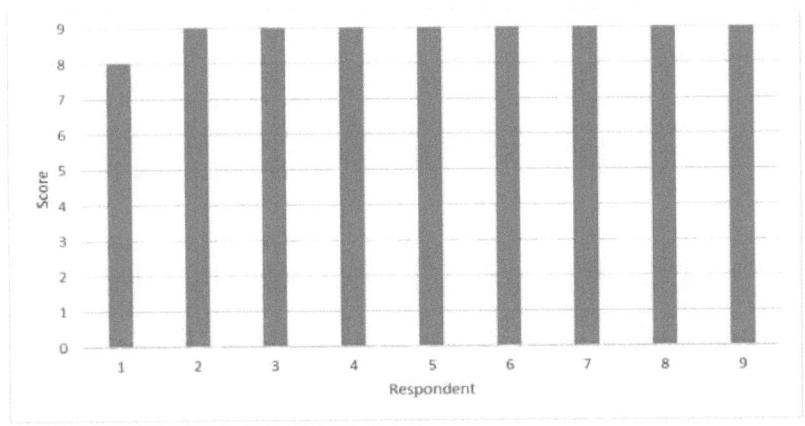

Figura 11: História e avaliação

7. Uma dor de cabeça contínua ou recorrente com mais de 4 semanas deve ser considerada como persistente. Oito (88,9%) inquiridos pontuaram entre 7-9 enquanto 1 (11,1%) inquirido pontuou entre 0-6. O consenso foi alcançado.

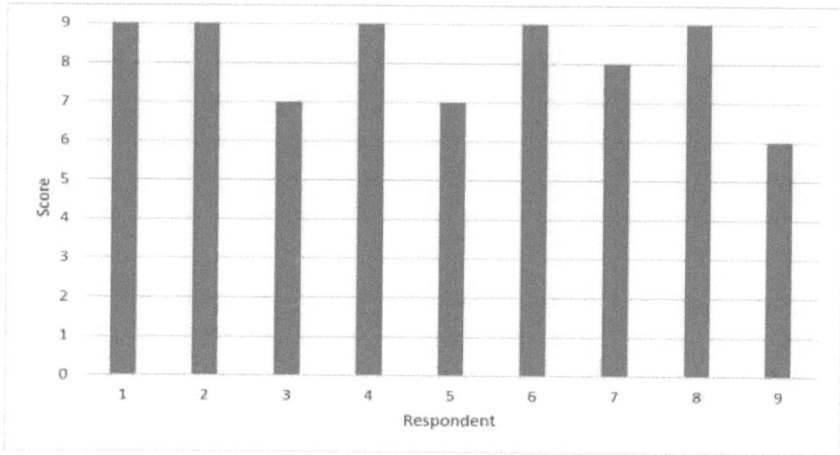

Figura 12: Persistente dor de cabeça

8. A dor de cabeça persistente requer imagens do cérebro. Todos os 9 (100%) inquiridos pontuaram entre 7-9. O consenso foi alcançado.

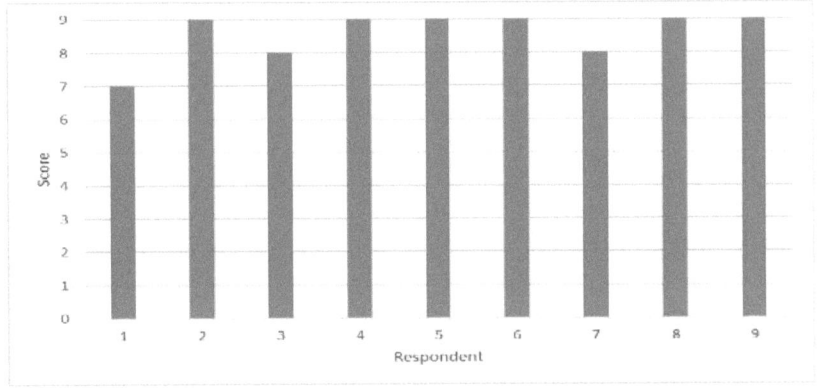

Figura 13: Imagem do cérebro em dores de cabeça persistentes

9. Uma criança jovem que não possa queixar-se de dores de cabeça pode demonstrar dores de cabeça segurando a cabeça, com letargia ou retracção. Sete (77,8%) inquiridos obtiveram uma pontuação entre 7-9 enquanto que 2 (22,2%) inquiridos obtiveram uma pontuação entre 0-6. O consenso não foi alcançado.

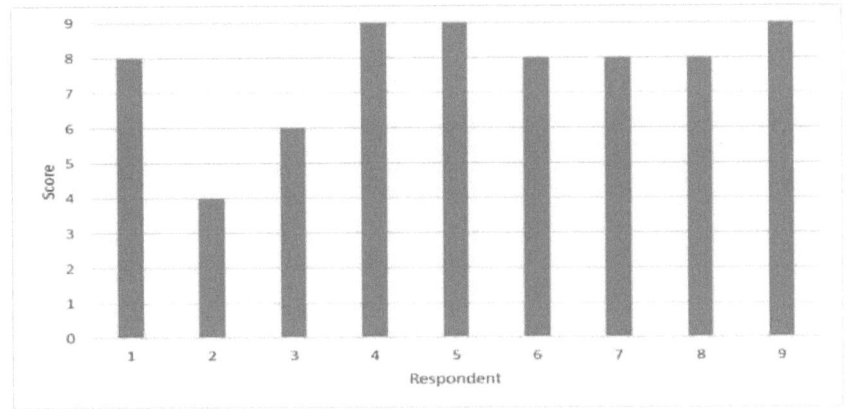

Figura 14: Demonstração de dor de cabeça

10. Uma criança com dores de cabeça e episódios de confusão requer imagens do Cérebro. Oito (88,9%) inquiridos pontuaram entre 7-9 enquanto 1 (11,1%) inquirido pontuou entre 0-6. O consenso foi alcançado.

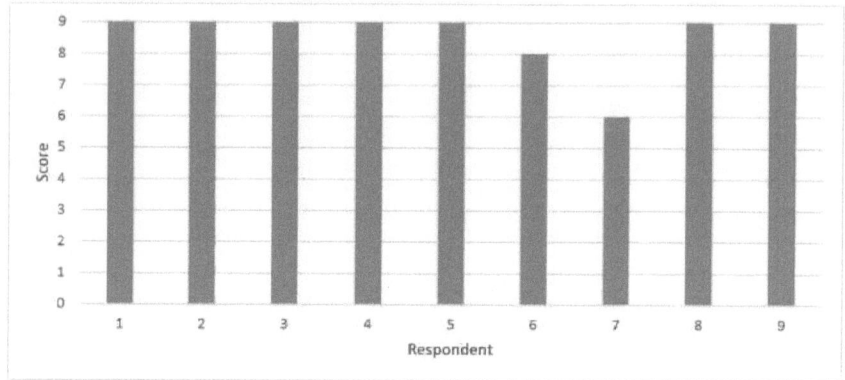

Figura 15: Imagem com dor de cabeça e confusão

11. As náuseas e/ou vómitos durante mais de 2 semanas devem ser considerados como persistentes e a possibilidade de um tumor cerebral deve ser considerada. Todos os 9 (100%) inquiridos pontuaram entre 7-9. O consenso foi alcançado.

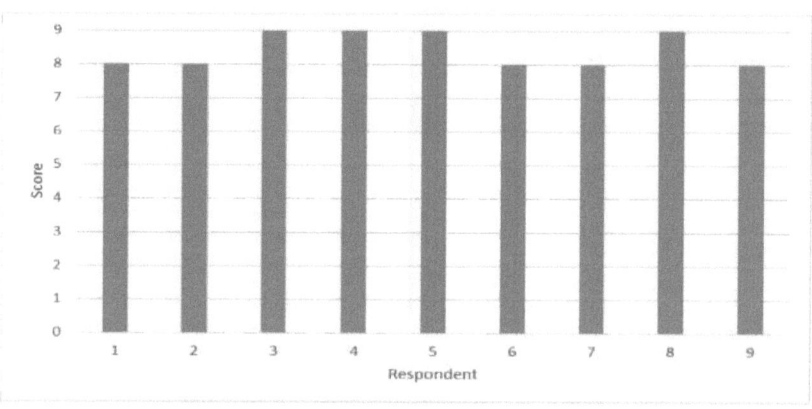

Figura 16: Náusea persistente e/ou vómitos

32

12. As náuseas persistentes e/ou vómitos na ausência de historial de confirmação, exames ou resultados de investigação não devem ser associados a uma causa gastrointestinal ou outra causa infecciosa sistémica. Sete (77,8%) inquiridos obtiveram uma pontuação entre 7-9 enquanto que 2 (22,2%) inquiridos obtiveram uma pontuação entre 0-6. O consenso não foi alcançado

Figura 17: Causa não confirmada de náuseas e/ou vómitos

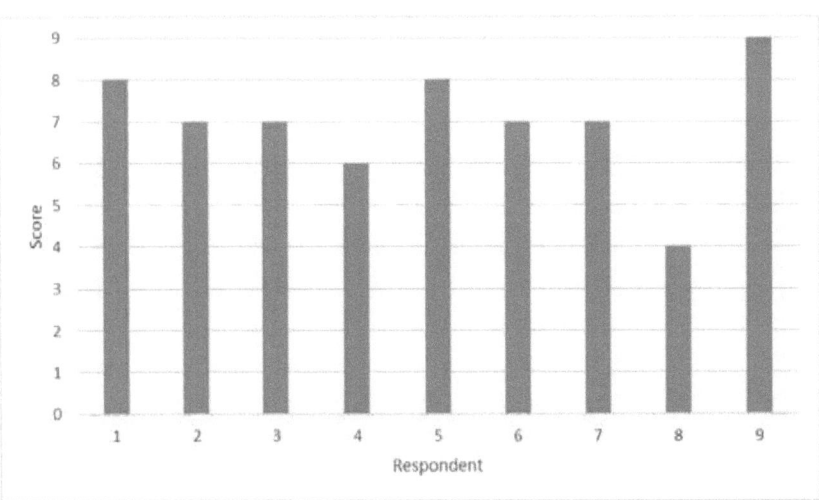

13. Vómitos persistentes ao acordar requerem imagens do Cérebro. Sete (77,8%) inquiridos obtiveram uma pontuação entre 7-9 enquanto que 2 (22,2%) inquiridos obtiveram uma pontuação entre 0-6. O consenso não foi alcançado.

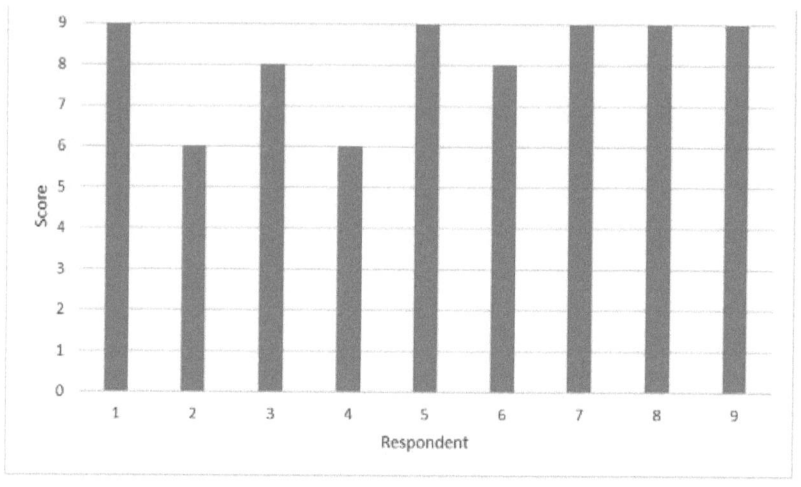

Figura 18: Imagem em náuseas persistentes e/ou vómitos

14. A avaliação visual de uma criança com um diagnóstico diferente de um tumor cerebral deve incluir a avaliação de:

- Acuidade visual

- Movimentos oculares

- Respostas dos alunos

- Aspecto do disco óptico

- Campos visuais (em crianças > 5 anos)

Todos os 9 (100%) inquiridos pontuaram entre 7-9.

O consenso não foi alcançado.

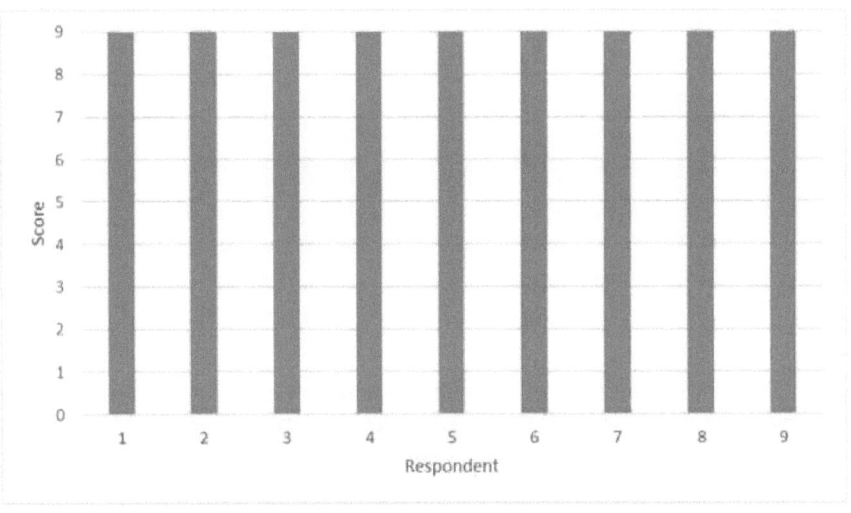

Figura 19: Avaliação visual no tumor cerebral

15. A imagem do cérebro é necessária em papiledema, atrofia óptica, proptose e redução do campo visual. Todos os 9 (100%) inquiridos obtiveram uma pontuação entre 7-9. O consenso foi alcançado.

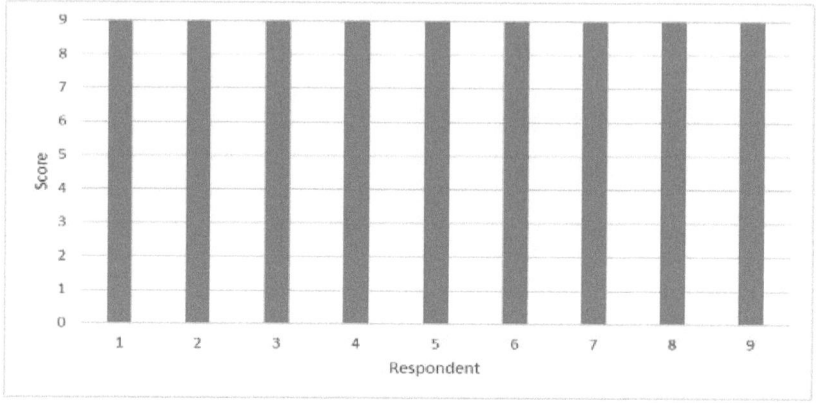

Figura 20: Imagem do cérebro em achado visual

16. A imagem do cérebro é necessária em novos squint e nistagmo não paralítico de início. Sete (77,8%) inquiridos obtiveram uma pontuação entre 7-9 enquanto que 2 (22,2%) inquiridos obtiveram uma pontuação entre 0-6. O consenso não foi alcançado.

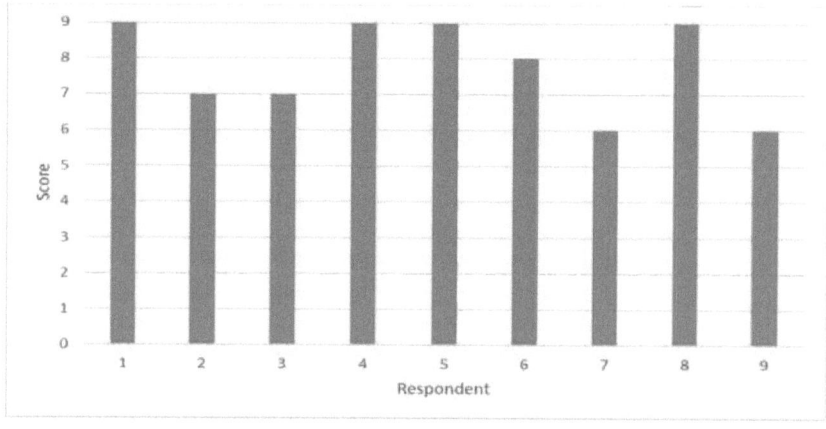

Figura 21: Imagem do cérebro em squint

17. A imagem do cérebro é necessária em acuidade visual reduzida não causada por um erro refractivo. 7 (77,8%) inquiridos pontuaram entre 7-9 enquanto que 2 (22,2%) inquiridos pontuaram entre 0-6. O consenso não foi alcançado.

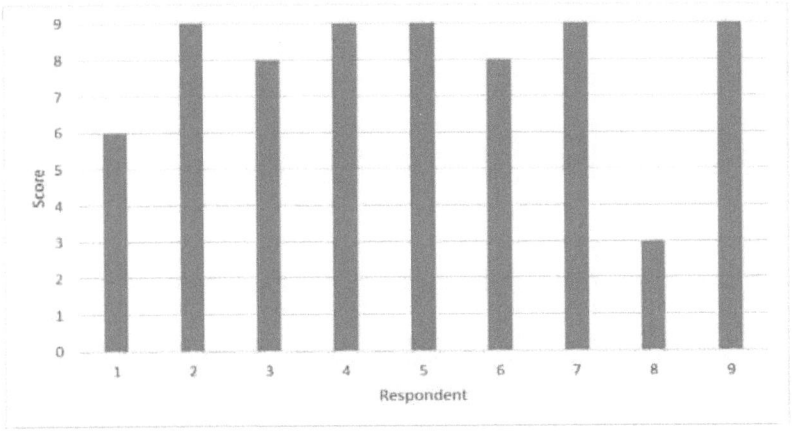

Figura 22: Imagiologia cerebral em menor conhecimento visual

18. A história deve investigar pequenas alterações nas capacidades motoras, por exemplo, mudança de mão ou pé de preferência, perda das capacidades aprendidas. Oito (88,9%) inquiridos pontuaram entre 79 e 1 (11,1%) inquirido pontuou entre 0-6. O consenso foi alcançado

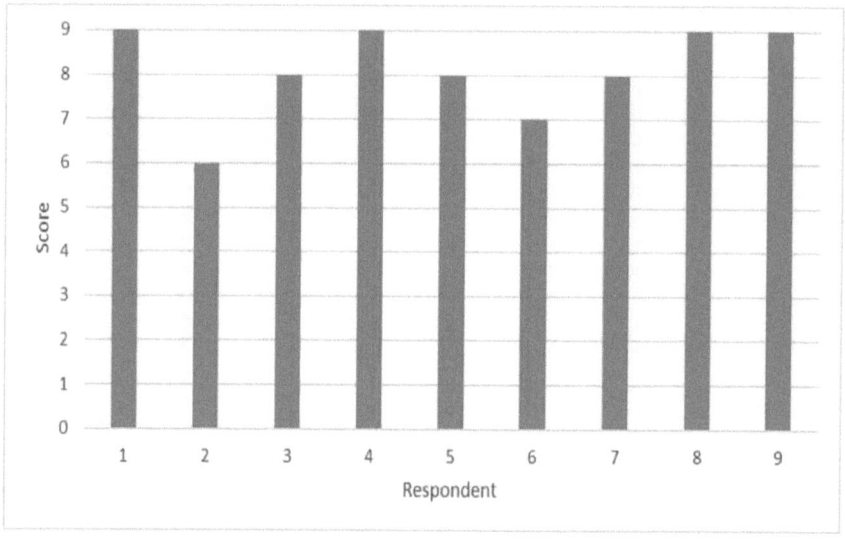

Figura 23: Pequenas alterações nas capacidades motoras

19. A avaliação das capacidades motoras brutas de uma criança que pode ter um tumor cerebral deve incluir a observação de:

- Sentados ou rastejando em bebés

- Andar a pé ou correr

- Coordenação motora bruta.

Todos os 9 (100%) inquiridos pontuaram entre 7-9. O consenso foi alcançado.

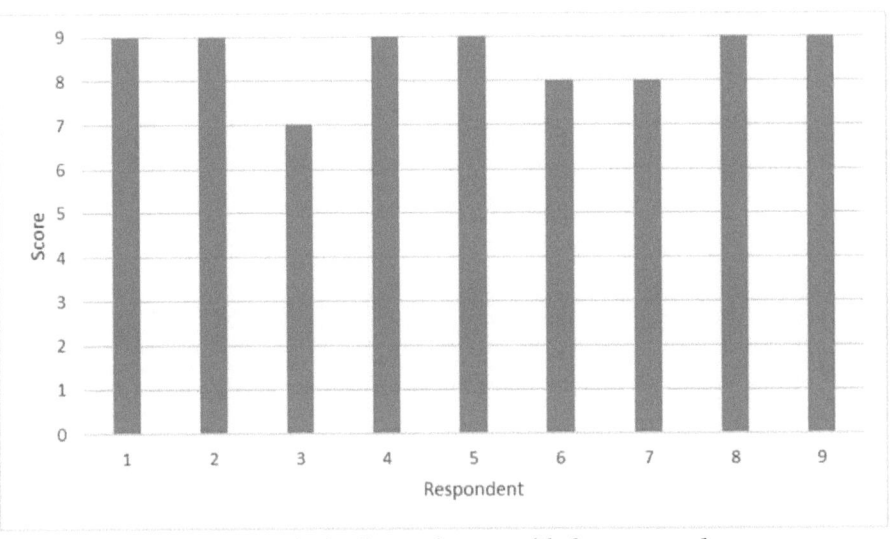

Figura 24: Avaliação das capacidades motoras brutas

20. A avaliação das capacidades motoras finas de uma criança deve incluir observações de:

- Manuseamento de pequenos objectos, por exemplo, copo, colher
- Caligrafia em crianças mais velhas

Oito (88,9%) inquiridos pontuaram entre 7-9 enquanto 1(11,1%) inquirido pontuou entre 0-6. O consenso foi alcançado

Figura 25: Avaliação das capacidades motoras finas

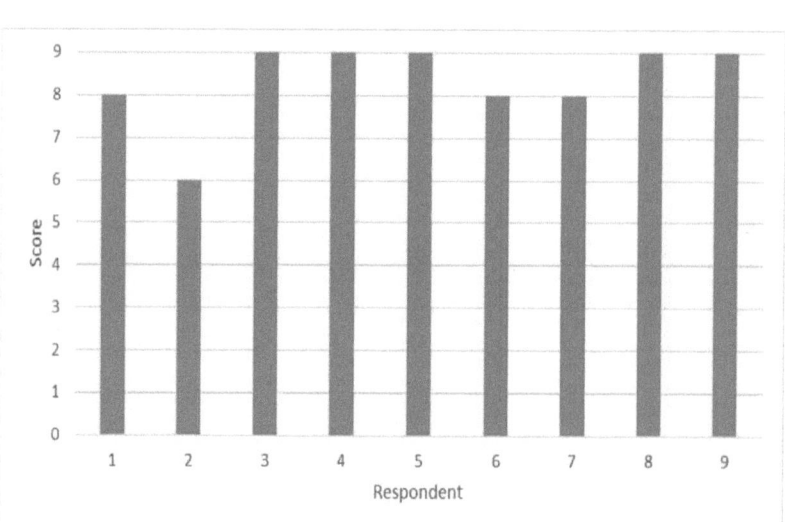

21. O equilíbrio anormal ou marcha não é uma indicação de doença do ouvido interno na ausência de histórico de confirmação, exame ou resultados de investigação. Todos os 9 (100%) inquiridos pontuaram entre 7-9. O consenso foi alcançado.

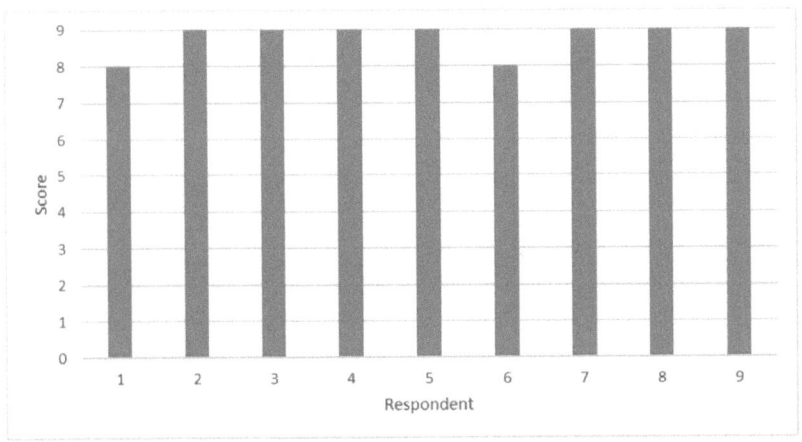

Figura 26: Equilíbrio anormal não confirmado ou marcha

22. A imagem do cérebro é necessária para qualquer criança com

• Regressão nas capacidades motoras

• Andamento ou coordenação anormal, a menos que haja indicação de uma causa não neurológica

• Fraqueza motora focal

Oito (88,9%) inquiridos pontuaram entre 7-9 enquanto 1(11,1%) inquirido pontuou entre 0-6. O consenso foi alcançado.

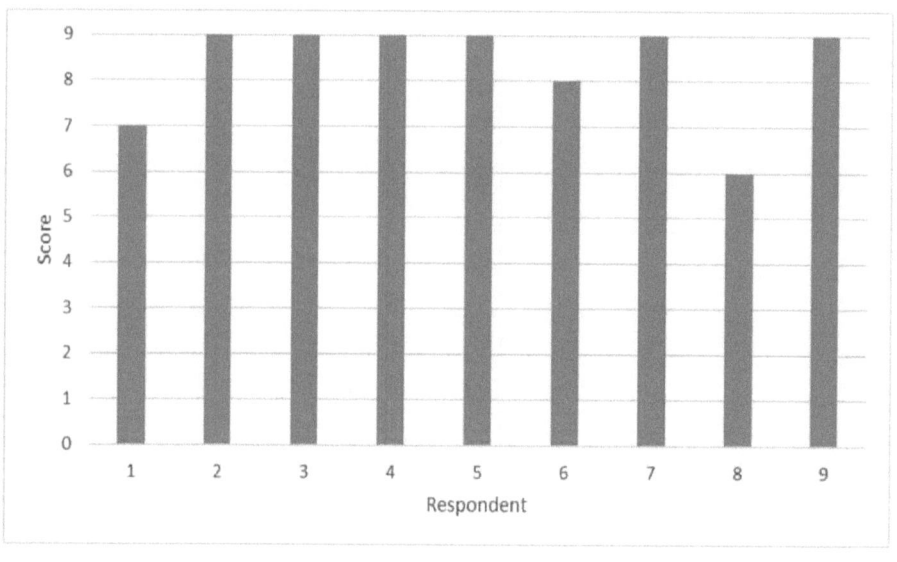

Figura 27: Imagem em achados motores anormais

23. Uma criança com crescimento deficiente, sem causa psicossocial ou física claramente identificável, deve ter imagens do cérebro. Sete (77,8%) inquiridos obtiveram uma pontuação entre 7-9 enquanto que 2 (22,2%) inquiridos obtiveram uma pontuação entre 0-6. O consenso não foi alcançado.

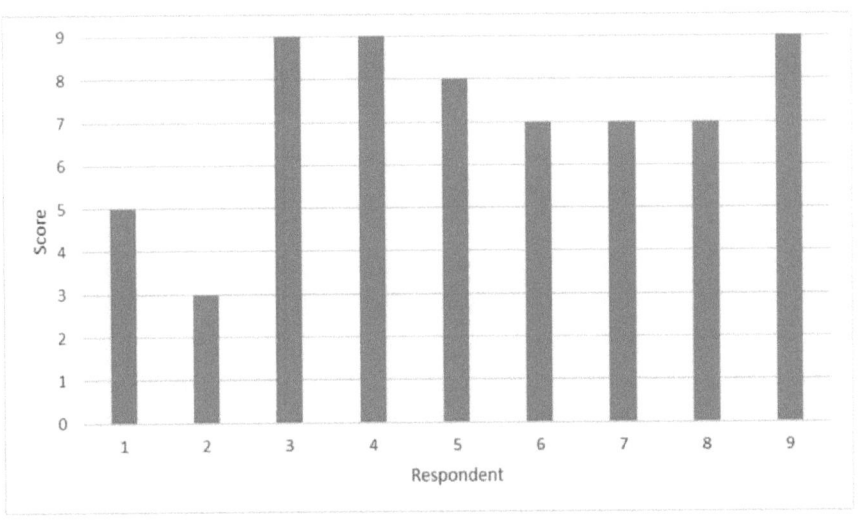

Figura 28: Imagem em crescimento anormal

24. A ressonância magnética é a modalidade de imagem de escolha para uma criança que pode ter um tumor cerebral. Seis (66,7%) dos inquiridos obtiveram uma pontuação entre 7-9 enquanto que 3 (33,3%) dos inquiridos obtiveram uma pontuação entre 0-6. O consenso não foi alcançado.

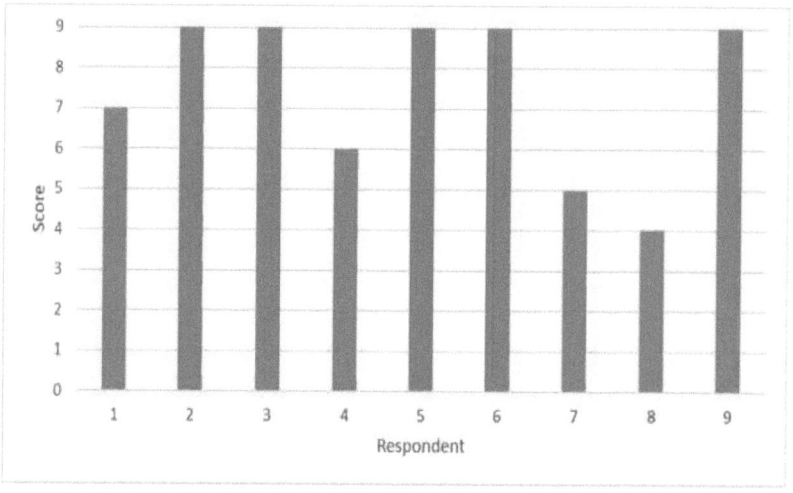

Figura 29: Ressonância magnética como modalidade de imagem de escolha

25. Se a ressonância magnética não estiver disponível, deve ser realizada uma tomografia computorizada de contraste melhorado numa criança que possa ter um tumor cerebral. Oito (88,9%) inquiridos pontuaram entre 7-9 enquanto 1 (11,1%) inquirido pontuou entre 0-6. O consenso foi alcançado.

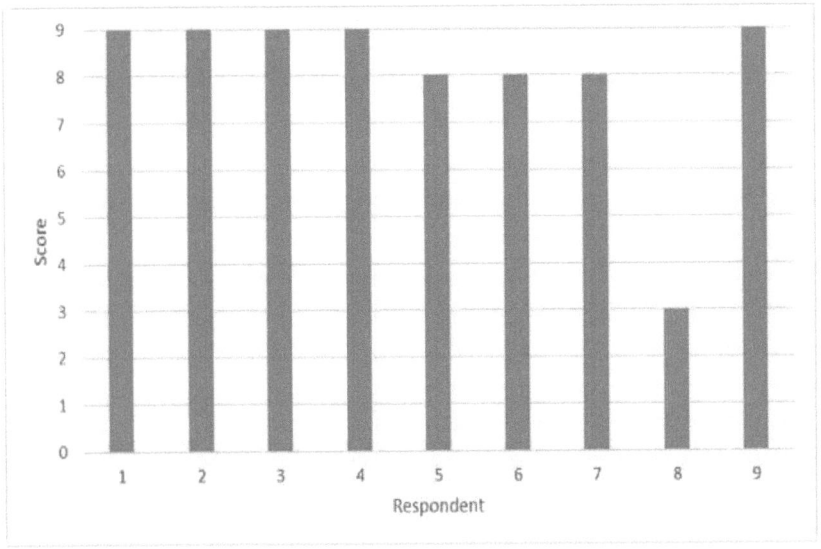

Figura 30: Modalidade de digitalização CT

Tabela 8: Tabela de Consenso

DECLARAÇÕES	ESCORE 0-6	ESCORE 7-9	CONSENSUS SIM NÃO	
1	0 (0.0)	9 (100.0)	SIM	
2	1 (11.1)	8 (88.9)	SIM	
3	1 (11.1)	8 (88.9)	SIM	
4	1 (11.1)	8 (88.9)	SIM	
5	0(0.0)	9 (100.0)	SIM	
6	0(0.0)	9 (100.0)	SIM	
7	1 (11.1)	8 (88.9)	SIM	
8	0 (0.0)	9 (100.0)	SIM	
9	2 (22.2)	7 (77.8)		NÃO
10	1(11.1)	8(88.9)	SIM	
11	0 (0.0)	9 (100.0)	SIM	
12	2 (22.2)	7 (77.8)		NÃO
13	2 (22.2)	7 (77.8)		NÃO
14	0 (0.0)	9 (100.0)	SIM	
15	0 (0.0)	9 (100.0)	SIM	
16	2 (22.2)	7 (77.8)		NÃO
17	2 (22.2)	7 (77.8)		NÃO
18	1 (11.1)	8 (88.9)	SIM	
19	0 (0.0)	9 (100.0)	SIM	
20	1 (11.1)	8 (88.9)	SIM	
21	0 (0.0)	9 (100.0)	SIM	
22	1 (11.1)	8 (88.9)	SIM	
23	2 (22.2	7 (77.8)		NÃO
24	3 (33.3)	6 (66.7)		NÃO
25	1 (11.1)	8 (88.9)	SIM	
TOTAL			**18 (72%) 7 (28%)**	

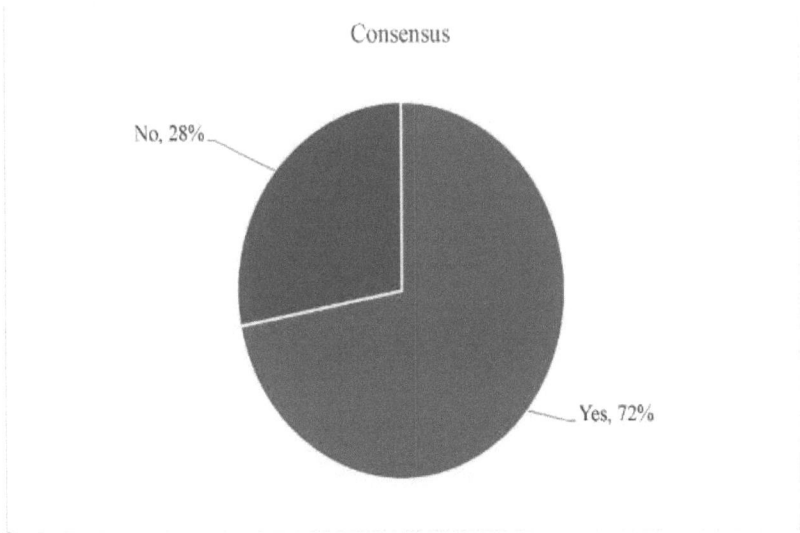

Figura 31: Consenso

As 18 declarações que alcançaram consenso (80% ou mais dos inquiridos pontuaram entre 7-9) constituíram as declarações finais de orientação. As 7 declarações que tinham menos de 80% dos inquiridos pontuaram entre 7-9 não chegaram a consenso e foram eliminadas.

4.5 Directrizes

Dezoito (72%) das declarações chegaram a consenso enquanto 7(28%) não atingiram o limiar do consenso e foram eliminadas. As 18 declarações formaram a linha de orientação final.

A) CONSIDERAÇÕES GERAIS

1. Os sintomas iniciais de um tumor cerebral podem assemelhar-se a sintomas que ocorrem com outras condições infantis mais comuns e menos graves.

2. Os sintomas de tumores cerebrais em crianças podem flutuar em gravidade.

3. A ausência de anomalias neurológicas não exclui um tumor cerebral.

4. Crianças com 3 anos ou menos com um tumor cerebral podem apresentar-se de forma diferente das crianças mais velhas.

B) CONSIDERAÇÕES ESPECÍFICAS

5. Uma criança com um tumor cerebral sintomático terá um ou mais dos seguintes sintomas e ou sinais:

   • Dor de cabeça

   • Náuseas e vómitos

   • Anomalias motoras focais

   • Visão anormal, movimentos oculares e resultados de fundoscopia

   • Alteração da consciência.

   • Andamento anormal e coordenação

   • Apreensões

   • Comportamento anormal, incluindo letargia.

   • Crescimento anormal

6. Uma dor de cabeça contínua ou recorrente com mais de 4 semanas deve ser considerada como persistente.

7. As náuseas e/ou vómitos durante mais de 2 semanas devem ser

considerados como persistentes e a possibilidade de um tumor cerebral deve ser considerada.

8. A história deve investigar pequenas alterações nas capacidades motoras, por exemplo, mudança de mão ou pé de preferência, perda das capacidades aprendidas.

9. Uma criança que apresente qualquer um dos sintomas e sinais enumerados no ponto 5 acima requer o seguinte:

• um historial detalhado incluindo inquérito específico para os sintomas associados

• uma avaliação neurológica completa

• avaliação da altura, peso e circunferência da cabeça de uma criança com < 2 anos de idade

• avaliação da fase de desenvolvimento de uma criança < 5 anos

10. A avaliação visual de uma criança com um diagnóstico diferencial de um tumor cerebral deve incluir a avaliação de:

• Acuidade visual

• Movimentos oculares

• Respostas dos alunos

• Aspecto do disco óptico (Fundoscopia)

• Campos visuais (em crianças > 5 anos)

11. A avaliação das capacidades motoras brutas de uma criança que pode ter um tumor cerebral deve incluir a observação de:

• sentados ou rastejando em bebés

• andar ou correr

• coordenação motora bruta

12. A avaliação das capacidades motoras finas de uma criança deve incluir a observação das mesmas:

- manuseamento de pequenos objectos, por exemplo, copo, colher

- caligrafia em crianças mais velhas.

13. O equilíbrio anormal ou marcha não é uma indicação de doença do ouvido interno na ausência de histórico de confirmação, exame ou resultados de investigação.

C) CONSIDERAÇÕES DE IMAGEM

14. Se a ressonância magnética não estiver disponível, deve ser realizada uma tomografia computorizada de contraste melhorado numa criança que possa ter um tumor cerebral (a partir de considerações acima)

15. As dores de cabeça persistentes (mais de 4 semanas) requerem imagens do cérebro

16. Uma criança com dores de cabeça e episódios de confusão requer imagens do cérebro.

17. A imagem do cérebro é necessária numa criança com papilloedema, atrofia óptica, proptose e campo visual reduzido.

18. A imagem do cérebro é necessária para qualquer criança com:

- regressão nas capacidades motoras
- marcha ou coordenação anormal, a menos que haja indicação de uma causa não neurológica

- fraqueza motora focal

CAPÍTULO 5:

DISCUSSÃO

Durante o período do estudo, um total de 61 pacientes apresentaram tumores cerebrais infantis no Hospital Nacional Kenyatta, dos quais 38 (62,3%) eram do sexo masculino enquanto 23 (37,7%) eram do sexo feminino, com uma proporção de 1,7:1 entre homens e mulheres. A predominância masculina compara com outros achados de tumores cerebrais infantis (10).

O Intervalo Sintomático Pré-Diagnóstico (PSI) variou de 1 semana a 3 anos com um PSI mediano de 3 meses. O PSI médio foi de 7,7 ± 9,6 meses.

O tempo para o diagnóstico de tumores cerebrais é um dos mais longos de todos os cancros infantis. O resultado do estudo comparado com a média e o intervalo médio dos sintomas para coortes e séries de casos de crianças com tumores do sistema nervoso central (SNC) publicados ao longo de uma duração de 15 anos varia de 1,8 a 9,8 e 1 a 3 meses, respectivamente (3-16). Um estudo feito por Wanyoike et al (17) sobre crianças com tumores infratores no KNH mostrou uma duração média dos sintomas de 3,7 meses e o intervalo médio dos sintomas foi de 3,7 meses.

Neste estudo apenas, 11 (18%) dos pacientes foram diagnosticados no prazo de um mês após o início dos sintomas, enquanto 50 (82%) foram diagnosticados após um mês após o início dos sintomas. Outro estudo concluiu que apenas 33% dos TBC são diagnosticados no prazo de um mês após o início dos sintomas (9). Isto mostra que no KNH a PSI está dentro do intervalo, mas no extremo superior do intervalo. Opala et al (18) realizaram um estudo em cancros infantis no KNH e descobriram que o intervalo dos sintomas no KNH é comparável a outros países em desenvolvimento, mas mais longo em comparação com os países mais desenvolvidos.

Quanto aos factores de diagnóstico tardio, o estudo descobriu que 36 (59%) pacientes com diagnóstico tardio se deviam à falta de conhecimentos por parte do profissional de saúde, 12 (19,7%) pacientes não apresentaram uma razão, uma vez que sentiram que o diagnóstico era oportuno, 5 (8,2%) pacientes não estavam conscientes da doença, 4 (6,6%) pacientes não estavam conscientes da doença e não tinham conhecimentos profissionais, 2 (3,3%) pacientes não tinham conhecimentos financeiros e profissionais. Um (1,6%) doente careceu de financiamento e outro 1 (1,6%) doente careceu de sensibilização, perícia profissional e disponibilidade de tomografia computorizada. No estudo de Wanyoike et al (17).

As razões do diagnóstico tardio incluíram falta de conhecimento e sensibilização por parte dos prestadores de cuidados e instrumentos de diagnóstico inadequados, especialmente nas zonas rurais. O elevado nível de falta de conhecimentos profissionais pode ser explicado pelo facto de existirem apenas dois centros neurocirúrgicos no Quénia; KNH e MTRH Eldoret. Os pacientes são vistos nas instalações periféricas antes de ser estabelecida a necessidade de encaminhamento para a KNH, onde a maioria dos profissionais de saúde em contacto com os pacientes são agentes clínicos e enfermeiros que não possuem os conhecimentos especializados sobre tumores cerebrais infantis.

O estudo identificou 25 sinais e sintomas. Os dois primeiros sinais e sintomas foram dores de cabeça de 46 (75,4%) doentes, seguidos de náuseas e vómitos de 43 (70,5%) doentes. Os outros sinais e sintomas predominantes expostos foram letargia e dificuldades escolares de 24 (39,3%) doentes, fraqueza motora focal de 20 (32,8%) doentes, marcha anormal de 18 (29,5%) doentes, convulsões de 17 (27,9) doentes e redução da acuidade visual de 16 (26,2%) doentes. Outros sinais e sintomas foram alteração ou perda de consciência 11 (18%), coordenação anormal e paralisia do nervo craniano 10 (16,4%) pacientes cada, nistagmo 5 (8,2%) pacientes, caligrafia anormal, diplopia, anomalias endócrinas e de crescimento 4 (6.6%) doentes cada, tom anormal, tónus anormal, squint, papiledema, e atrofia óptica 3 (4,9%) doentes cada, fala anormal e exoftalmia 2 (3,3%) doentes cada, enquanto os reflexos anormais, campos visuais reduzidos, dor ocular, pupilas desiguais e olhos ao pôr-do-sol tinham 1 (1,6%) doentes cada. O padrão variado de apresentação da TCC no KNH foi claramente estabelecido e foi semelhante a estudos anteriores onde os sintomas mais comuns eram dor de cabeça, náuseas e/ou vómitos e um total de 56 sinais e sintomas foram registados (3,19).

No inquérito Delphi 18 (72%) das declarações alcançaram consenso, enquanto 7 (28%) não atingiram o limiar do consenso e foram eliminadas. As 18 declarações formaram a linha de orientação final. A perícia profissional ajudou a determinar a especificidade dos sintomas e sinais associados aos tumores cerebrais infantis e a aconselhar sobre as indicações adequadas para a imagiologia.

O desenvolvimento de directrizes baseou-se num elevado nível de provas através da combinação de um estudo transversal e de um inquérito Delphi (20).

5.1 Conclusão

O estudo estabeleceu claramente o padrão variado de apresentação da CBT no KNH, o diagnóstico tardio da CBT (PSI prolongada) no KNH e a principal razão para o diagnóstico tardio (falta de especialização dos trabalhadores da saúde). Por conseguinte, as directrizes ajudarão os profissionais de saúde no diagnóstico precoce da TCC, fornecendo os sinais e sintomas comuns associados à TCC e indicações para a imagiologia cerebral.

5.2 Recomendação

1. Divulgação de directrizes através do envio do documento ao Ministério da Saúde, Quénia.

2. O Ministério da Saúde a aprovar o documento e a distribuí-lo a todos os hospitais do país para implementação.

54

3. O Ministério da Saúde pode ser obrigado a formar profissionais de saúde sobre a utilização das directrizes.

REFERÊNCIAS

1. I.F POLLACK. tumores cerebrais em crianças. novo jornal inglês de medicina. 1994 /NEJM199412013312207

2. Subhalakshmi Sengupta, Uttara Chatterjee, 1 Uma Banerjee, 2Samarendranath Ghosh, 3 Sandip Chatterjee 4 e Ashit K. Ghosh 1. Um estudo do espectro histopatológico e da expressão de Ki-67, TP53 em tumores cerebrais primários do grupo etário pediátrico. Pediatra indiano J Med Oncol. 2012;33(1):25-31.

3. Wilne SH, Ferris RC, Nathwani A, Kennedy CR. As características de apresentação de tumores cerebrais: uma revisão de 200 casos. Arch Dis Child. 2006 Jun 91(6):502-6.

4. Pollock BH, Krischer JP, Vietti TJ. Intervalo entre o início dos sintomas e o diagnóstico de tumores sólidos pediátricos. J Pediatr. 1991 Nov 119(5):725-32.

5. Perek D, Drogosiewicz M, Dembowska-Baginska B. Problemas diagnósticos em crianças com tumores cerebrais primários tratados no Children's Memorial Health Institute. Pediatr Pol 2005

6. Saha V, Love S, Eden T, Micallef-Eynaud P, MacKinlay G. Determinantes do intervalo dos sintomas no cancro infantil. Arch Dis Child . 1993 Jun 1 ;68(6):771-4 .

7. Klein-Geltink JE, Pogany LM, Barr RD, Greenberg ML, Mery LS. Tempos de espera para cuidados oncológicos em crianças canadianas: impacto da distância, factores clínicos, e demográficos. Cancro do Sangue Pediatra . 2005 Abr;44(4):318-27.

8. Haimi, M., Nahum, M.P. e Arush M. DELAY EM DIAGNÓSTICO DE CRIANÇAS COM CÂNCER. Hematologia e Oncologia Pediátrica... p. 37-48.

9. Dobrovoljac M, Hengartner H, Boltshauser E, Grotzer MA. Atraso no diagnóstico de tumores cerebrais pediátricos. Eur J Pediatr . 2002 Dez 161(12):663-7.

10. Thulesius H, Pola J, Hakansson A. Diagnostic Delay in Pediatric Malignancies - A Population-based Study. Acta Oncol (Madr) Taylor & Francis; 2009

11. MV et al. Latência entre o Sintoma OnSet e o Diagnóstico de Tumores Cerebral Pediátricos: Um Estudo Geográfico Canadiano Oriental - Neurocirurgia. Neurocirurgia 51 (2). 2002. p. 365-72.

12. Edgeworth J, Bullock P, Bailey A, Gallagher A, Crouchman M. Porque é que continuam a faltar tumores cerebrais? Arch Dis Child . 1996 Fev 1 ;74(2):148-51

13. Young G, Toretsky JA, Campbell AB, Eskenazi AE. Reconhecimento de malignidades infantis comuns. Am Fam Physician . 2000 Abr 1 61(7):2144-54.

14. Trujillo-Maldonado A, Davila-Gutierrez G, Escanero-Salazar A, Paredes-Diaz E, Alcala-Negrete H. [Tumores cerebrais em lactentes de enfermagem]. Bol Med Hospital Infantil Mex . 1991 Nov 1 ;48(11):807-13.

15. Jovani Casano C, Canete Nieto A, Bermudez Cortes M, Verdaguer Miralles A, Fernandez Navarro JM, Ferris Tortajada J, et al. [Tumores do sistema nervoso central em crianças com menos de três anos de idade]. Um espanoles pediatria. 1998 Ago];49(2):151-6.

16. Rivera-Luna R, Medina-Sanson A, Leal-Leal C, Pantoja-Guillen F, Zapata- Tarres M, Cardenas-Cardos R, et al. Tumores cerebrais em crianças com menos de 1 ano de idade: ênfase na relação de factores prognósticos. Childs Nerv Syst . 2003 Jun ;19(5-6):311-4.

17. Wanyoike PK. Tumores posteriores de fossa craniana em crianças no

Hospital Kenyatta ational, Nairobi. East Afr Med J. 2004;81(5):258-60.

18. Edith O. Time Intervals From Symptom Onset To Diagnosis and Treatment in Childhood Cancer in Knh and Associated Factors. Dissertação. 2013; 17.

Wilne S, Collier J, Kennedy C, Koller K, Grundy R, Walker D. Apresentação de tumores do SNC infantil: uma revisão sistemática e uma meta-análise. Lancet Oncol. 2007;8(8):685-95

20. Jones J, Hunter D. Métodos de consenso para a investigação médica e de serviços de saúde. BMJ. 1995 ;311(7001):376-80

APÊNDICE 1: CARTA DE APROVAÇÃO ÉTICA

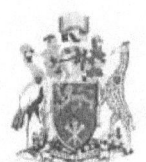 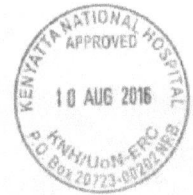 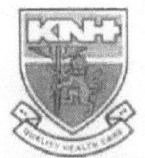

UNIVERSITY OF NAIROBI
COLLEGE OF HEALTH SCIENCES
P O BOX 19676 Code 00202
Telegrams: varsity
Tel.(254-020) 2726300 Ext 44355

KNH-UON ERC
Email: uonknh_erc@uonbi.ac.ke
Website: http://www.erc.uonbi.ac.ke
Facebook: https://www.facebook.com/uonknh.erc
Twitter: @UONKNH_ERC https://twitter.com/UONKNH_ERC

KENYATTA NATIONAL HOSPITAL
P O BOX 20723 Code 00202
Tel: 726300-9
Fax: 725272
Telegrams: MEDSUP, Nairobi

Ref: KNH-ERC/A/302

10ᵗʰ August, 2016

Dr. Trizah Tracey John
Reg. No. H58/69329/2011
Dept. of Surgery
School of Medicine
College of Health Sciences
University of Nairobi

Dear Dr. John,

REVISED RESEARCH PROPOSAL: DEVELOPMENT OF GUIDELINES FOR EARLY DIAGNOSIS OF CHILDHOOD BRAIN TUMORS AT KENYATTA NATIONAL HOSPITAL (P125/02/2016)

This is to inform you that the KNH- UoN Ethics & Research Committee (KNH-UoN ERC) has reviewed and approved your above proposal. The approval period is from 10ᵗʰ August 2016 – 9ᵗʰ August 2017.

This approval is subject to compliance with the following requirements:

a) Only approved documents (informed consents, study instruments, advertising materials etc) will be used.
b) All changes (amendments, deviations, violations etc) are submitted for review and approval by KNH-UoN ERC before implementation.
c) Death and life threatening problems and serious adverse events (SAEs) or unexpected adverse events whether related or unrelated to the study must be reported to the KNH-UoN ERC within 72 hours of notification.
d) Any changes, anticipated or otherwise that may increase the risks or affect safety or welfare of study participants and others or affect the integrity of the research must be reported to KNH- UoN ERC within 72 hours.
e) Submission of a request for renewal of approval at least 60 days prior to expiry of the approval period. (*Attach a comprehensive progress report to support the renewal*).
f) Clearance for export of biological specimens must be obtained from KNH- UoN ERC for each batch of shipment.
g) Submission of an *executive summary* report within 90 days upon completion of the study.
This information will form part of the data base that will be consulted in future when processing related research studies so as to minimize chances of study duplication and/ or plagiarism.

"Protect to discover"

59

For more details consult the KNH- UoN ERC website **http://www.erc.uonbi.ac.ke**

Yours sincerely,

PROF.M.L. CHIND
SECRETARY, KNH-UoN ERC

PR'

c.c.   The Principal, College of Health Sciences, UoN
The Deputy Director, CS, KNH
The Assistant Director, Health Information, KNH
The Chair, KNH- UoN ERC
The Dean, School of Medicine, UoN
The Chair, Dept. of Surgery, UoN
Supervisors: Prof. N.J. Mwang'ombe, Mr. P.O. Akuku

APÊNDICE 2: DECLARAÇÕES DE DELPHI ELIMINADAS

1. *Uma criança jovem que não possa queixar-se de dores de cabeça pode demonstrar dores de cabeça segurando a cabeça, com letargia ou retracção.*

2. *Náuseas persistentes e/ou vómitos na ausência de historial confirmatório, os resultados de exames ou investigações não devem ser associados a uma causa gastrointestinal ou outra causa infecciosa sistémica*

3. *Vómitos persistentes ao acordar requerem imagens do cérebro*

4. *A imagem do cérebro é necessária em novos squint e nistagmo não paralítico de início.*

5. *A imagem do cérebro é necessária numa acuidade visual reduzida não causada por um erro refractivo*

6. *Uma criança com crescimento deficiente, sem causa psicossocial ou física claramente identificável, deve ter imagens do cérebro.*

7. *A ressonância magnética é a modalidade de imagem de escolha para uma criança que pode ter um tumor cerebral.*